男孩·女孩的秘密

# 我是男孩子

林晓慧 ◎ 编著

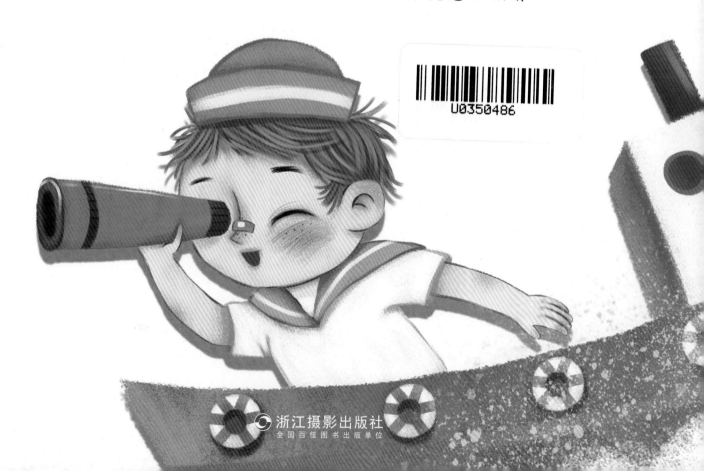

浙江摄影出版社
全国百佳图书出版单位

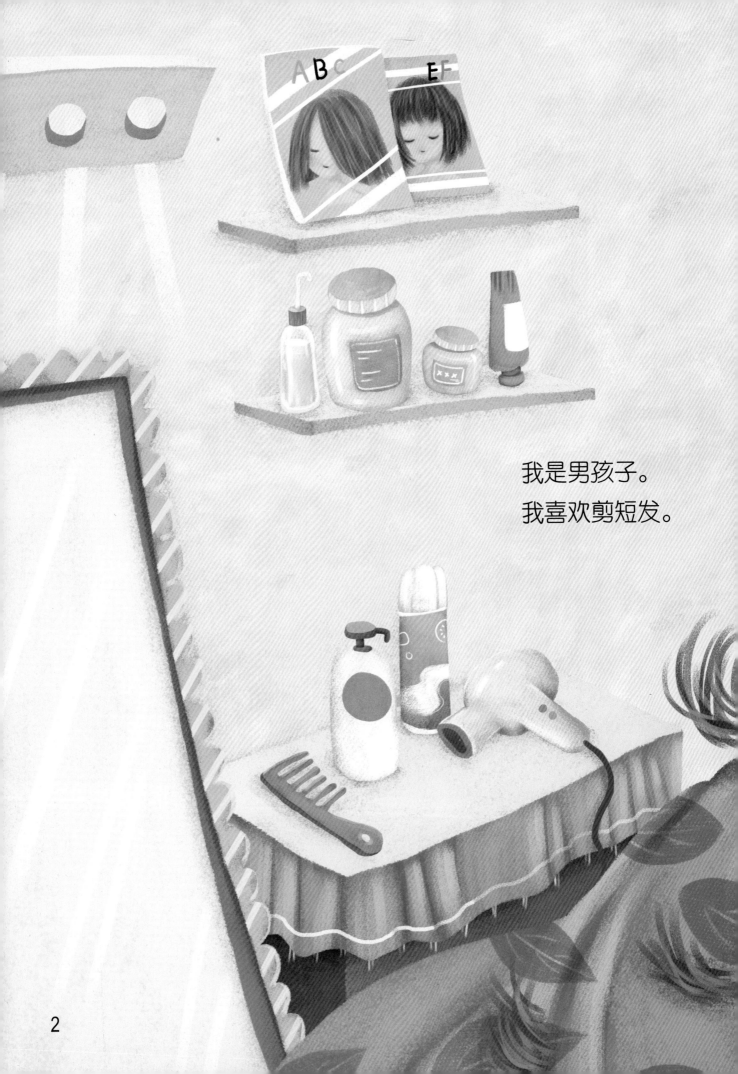

我是男孩子。
我喜欢剪短发。

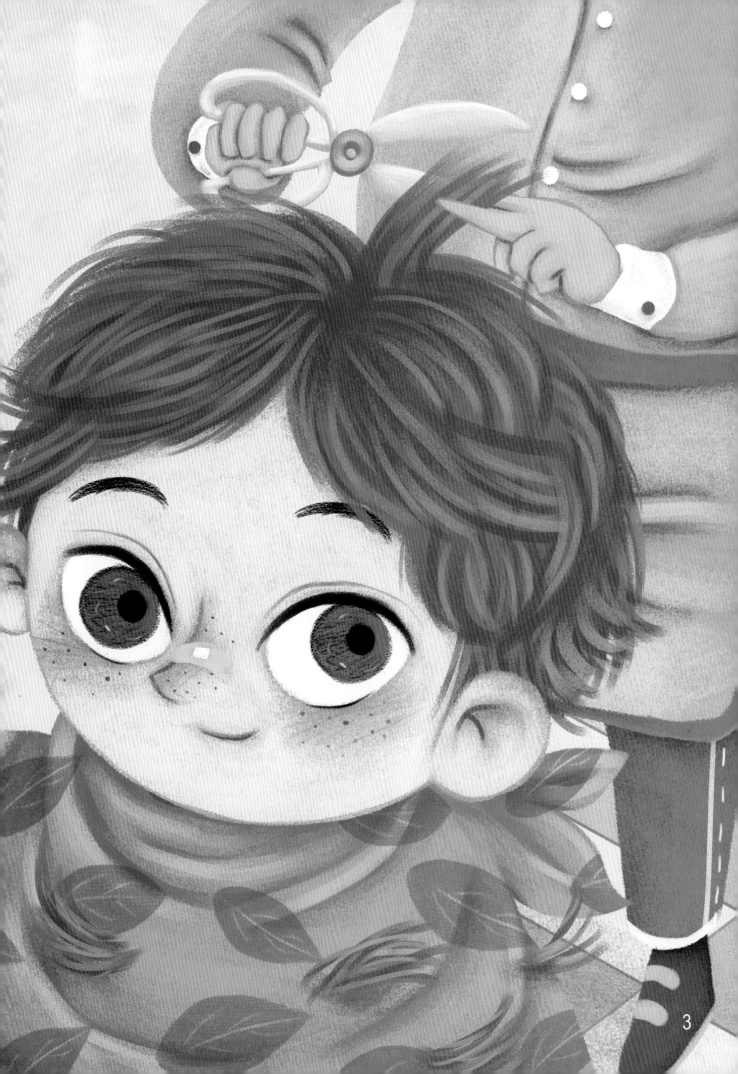

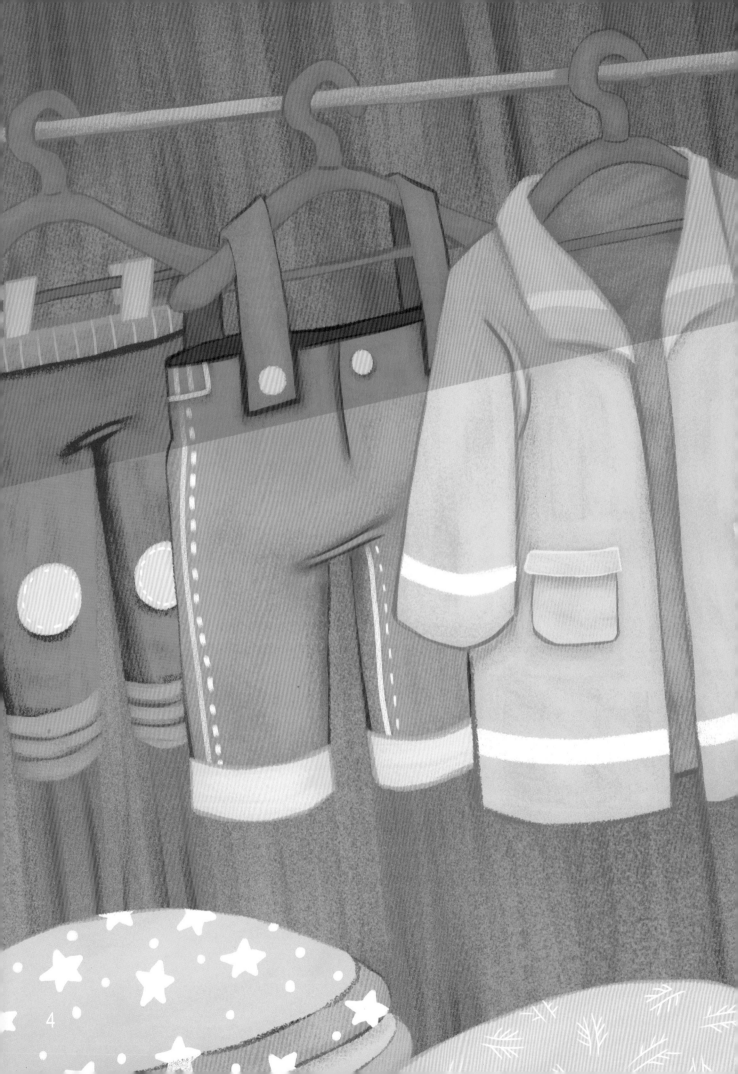

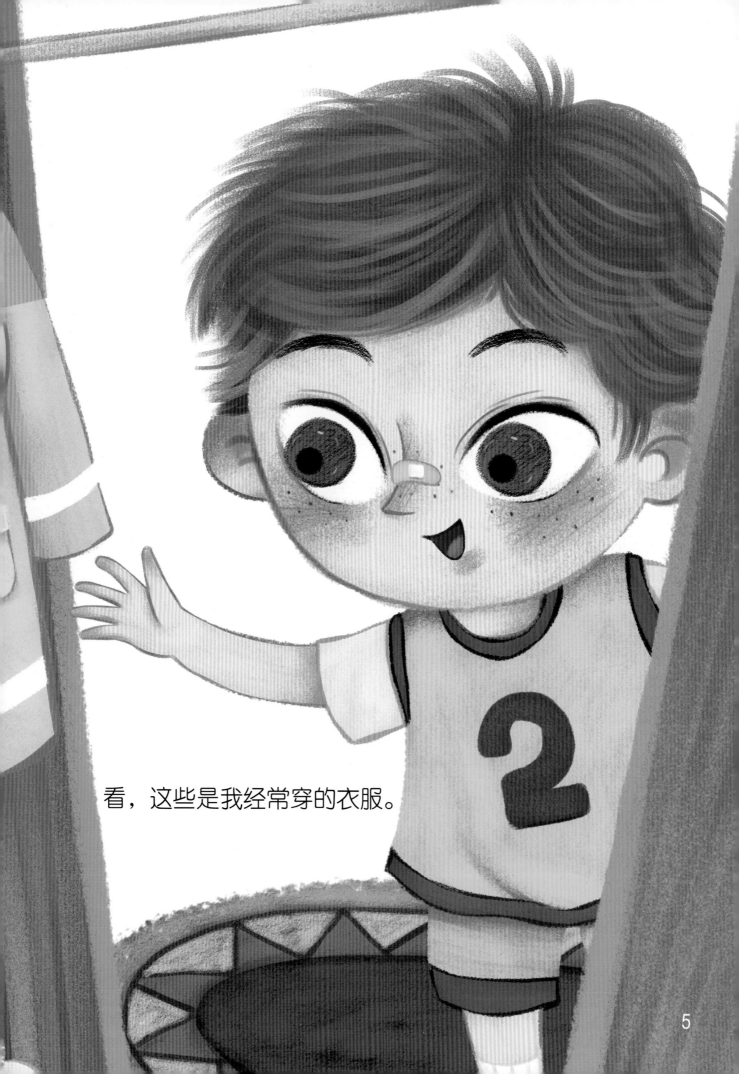

看，这些是我经常穿的衣服。

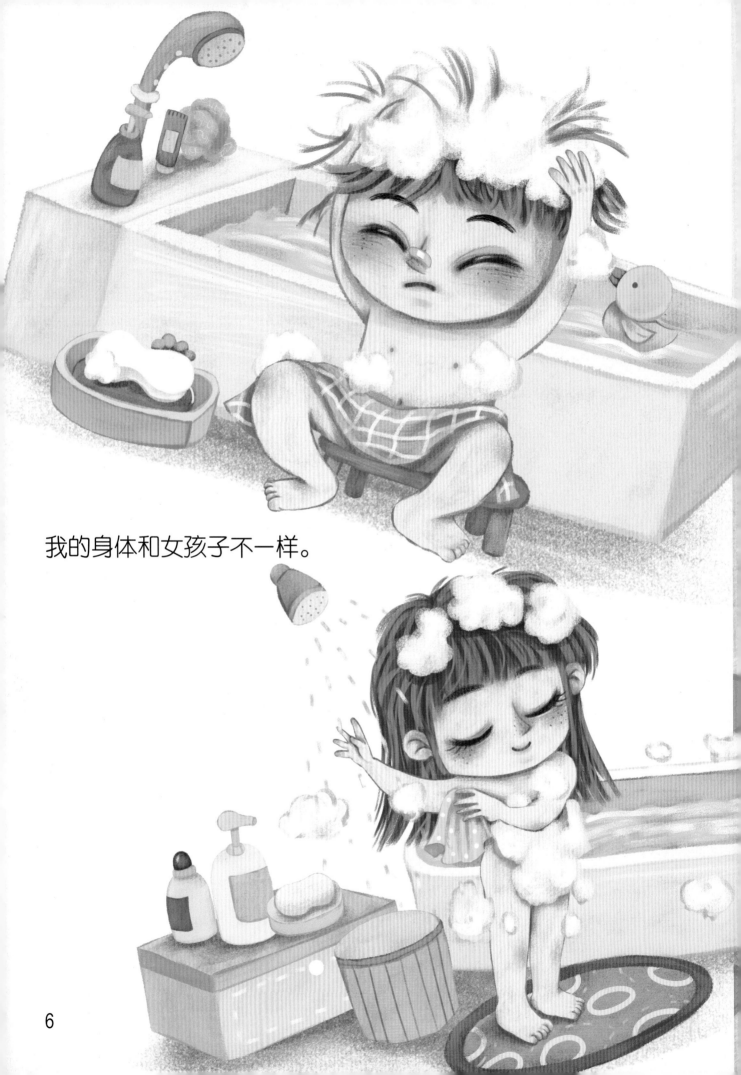

我的身体和女孩子不一样。

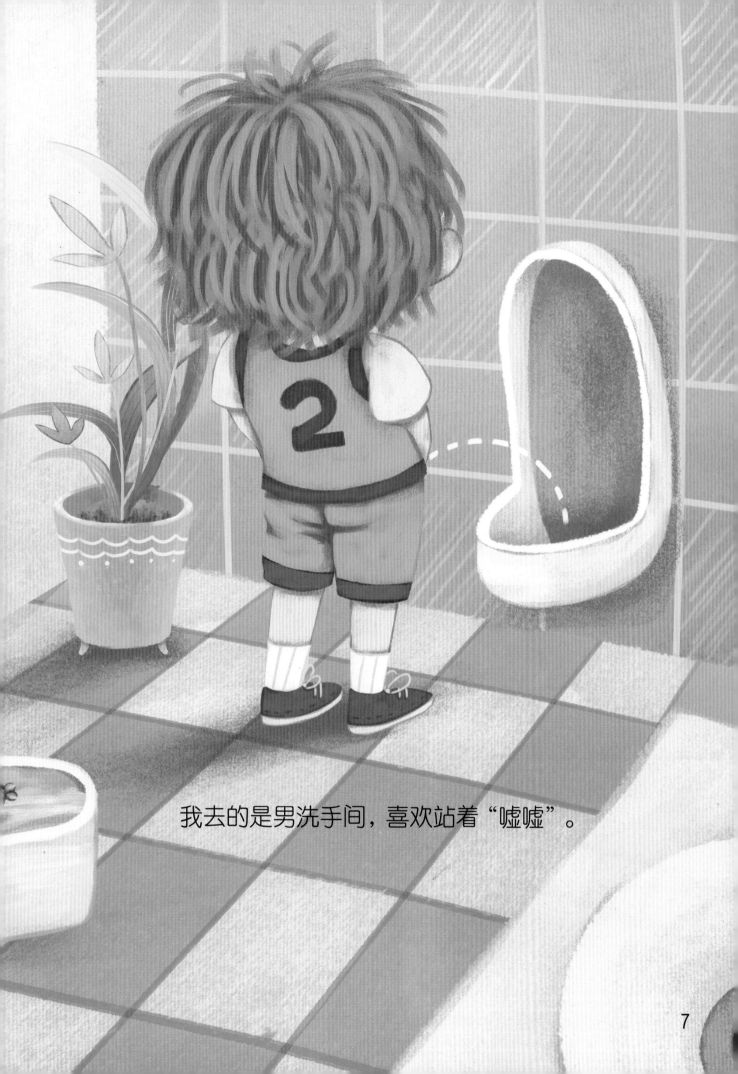

我去的是男洗手间，喜欢站着"嘘嘘"。

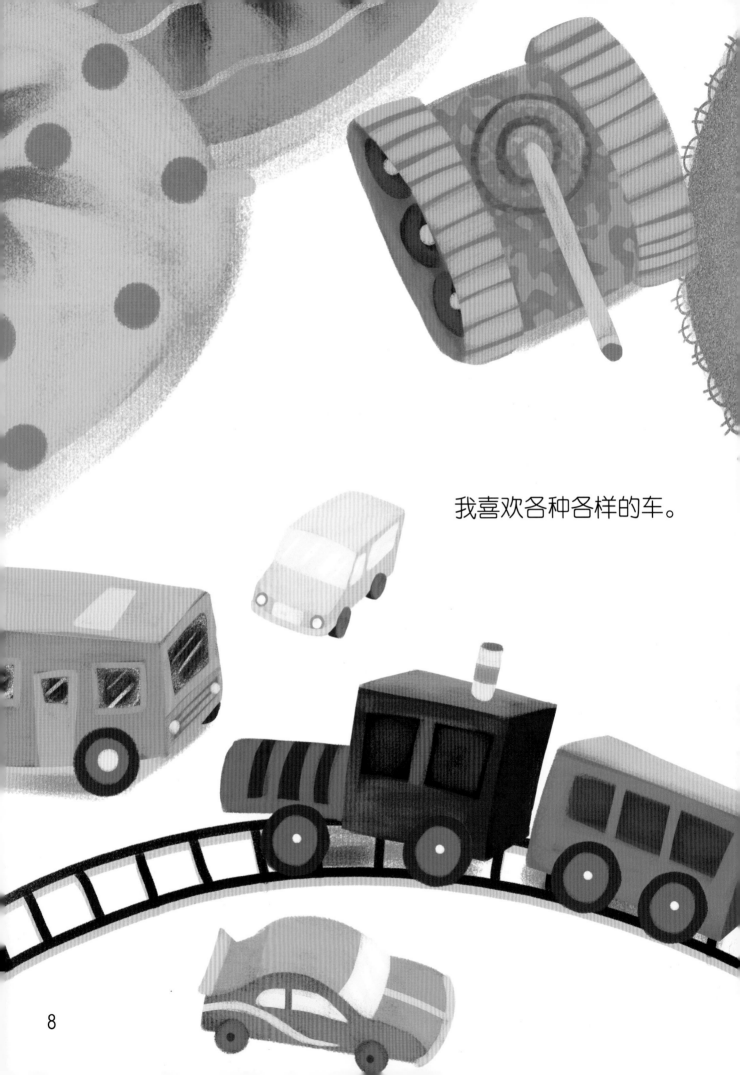

我喜欢各种各样的车。

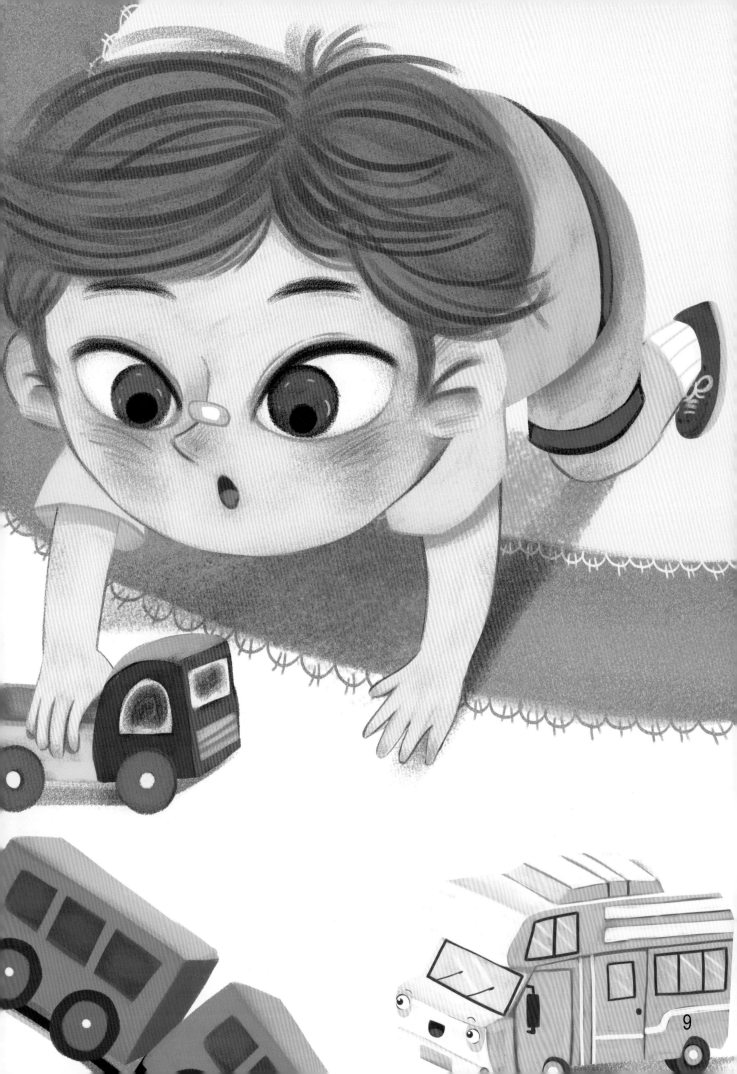

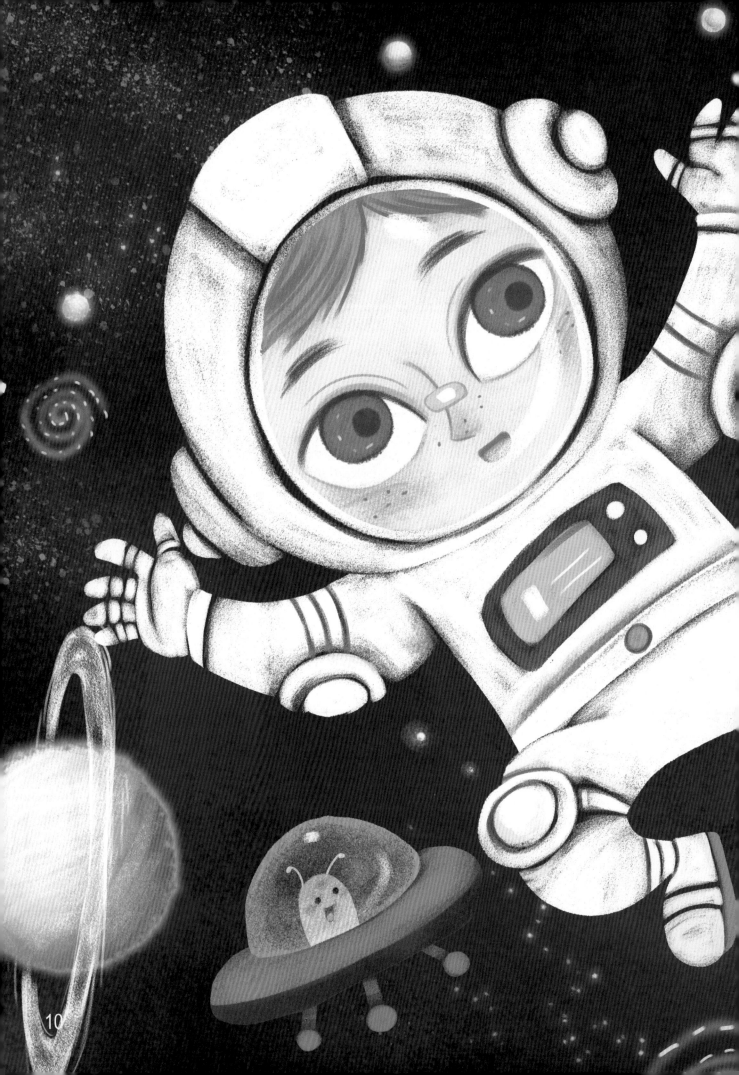

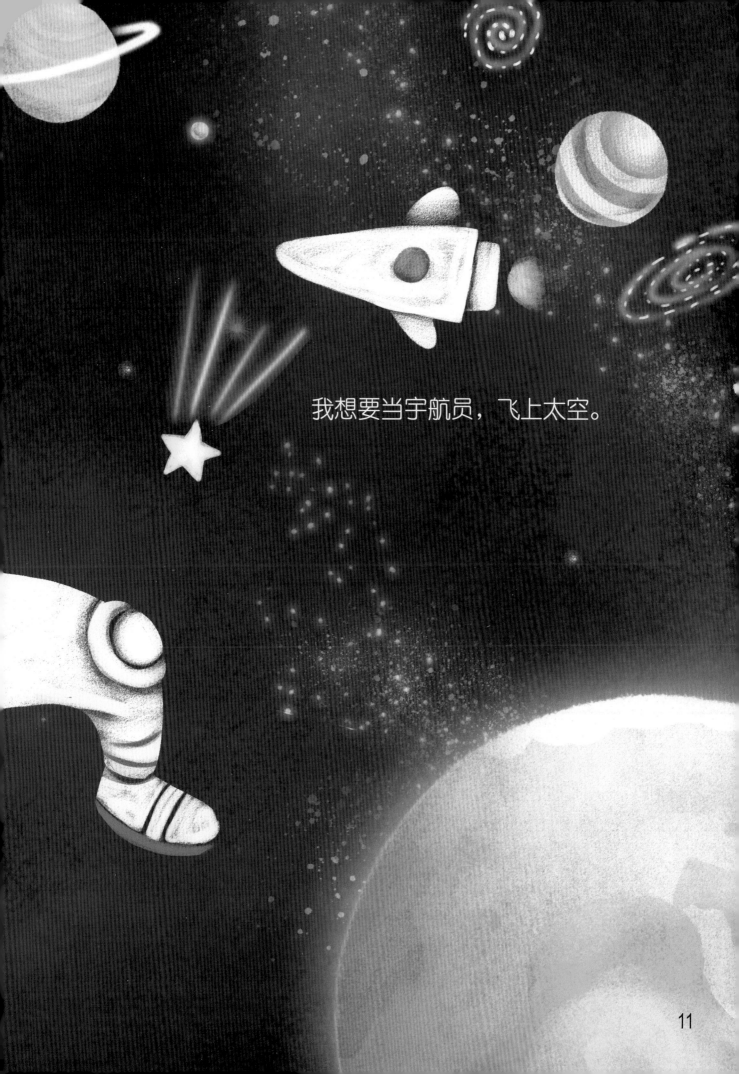

我想要当宇航员，飞上太空。

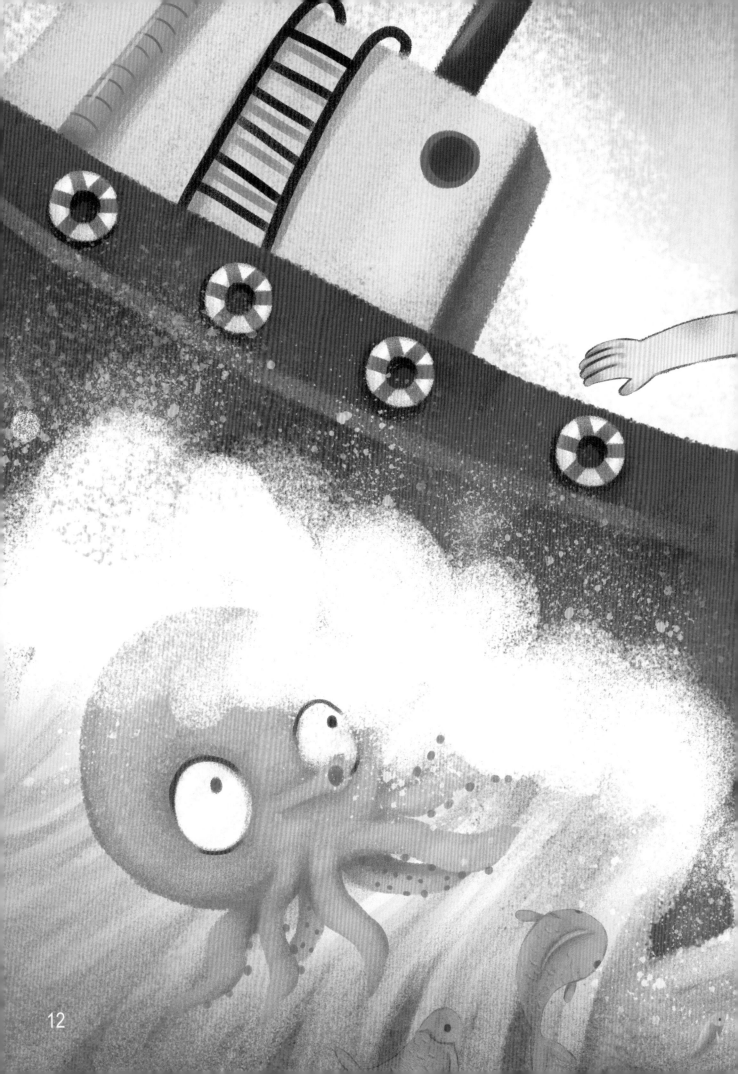

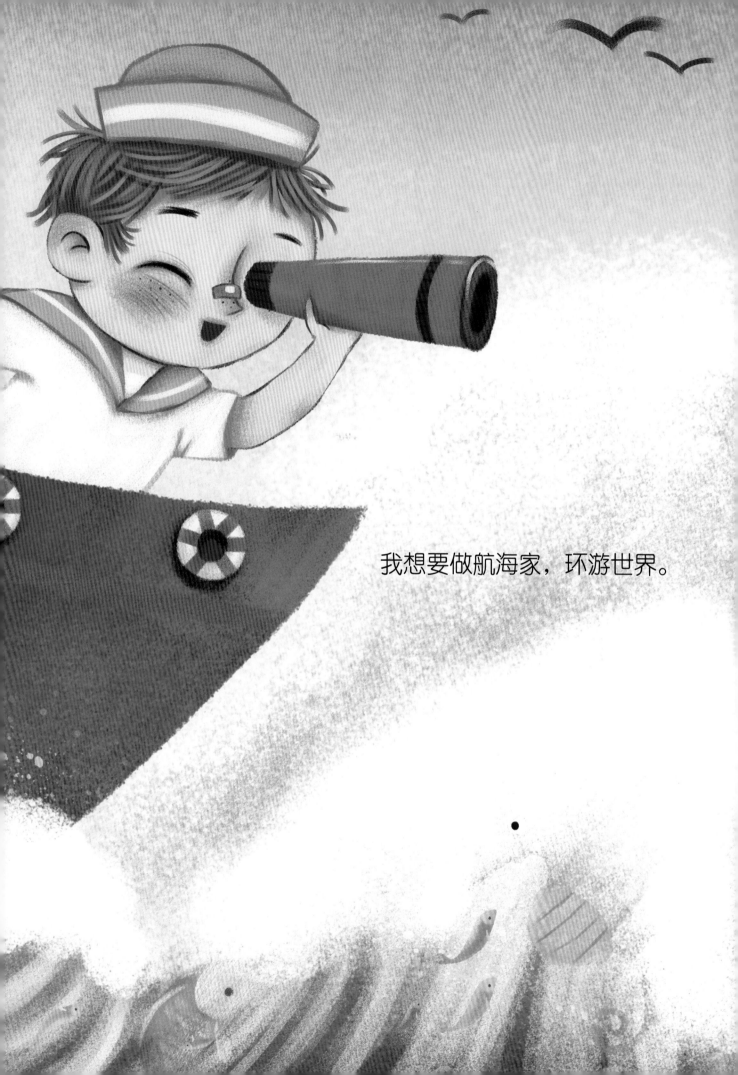

我想要做航海家，环游世界。

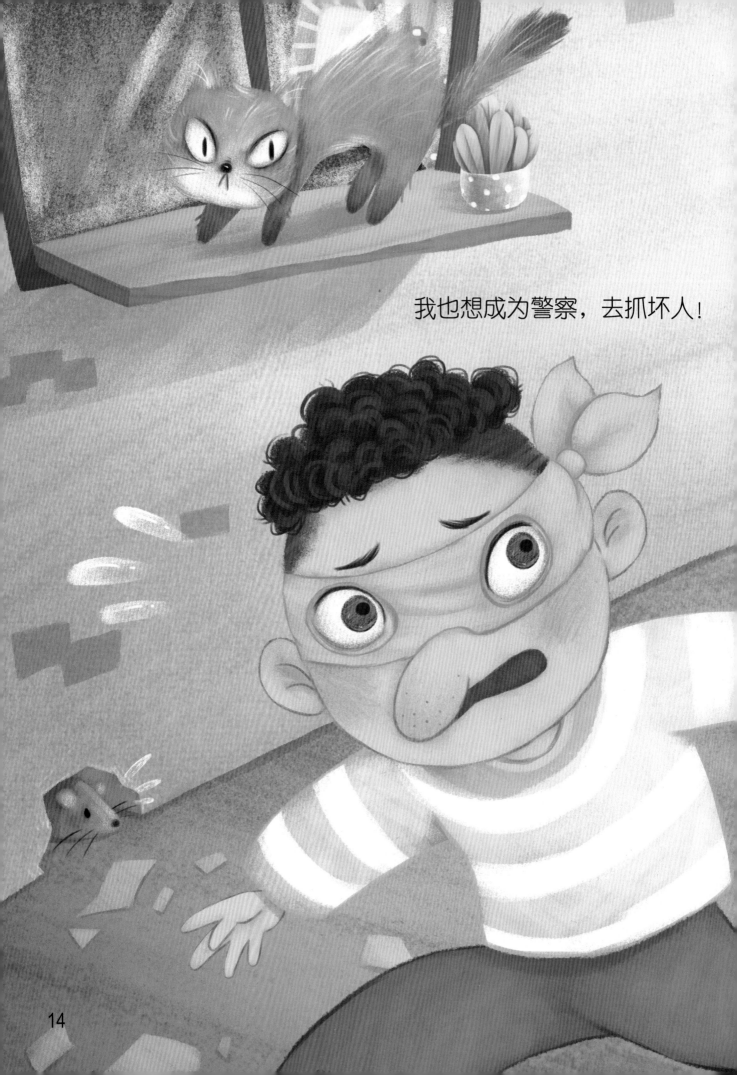

我也想成为警察，去抓坏人！

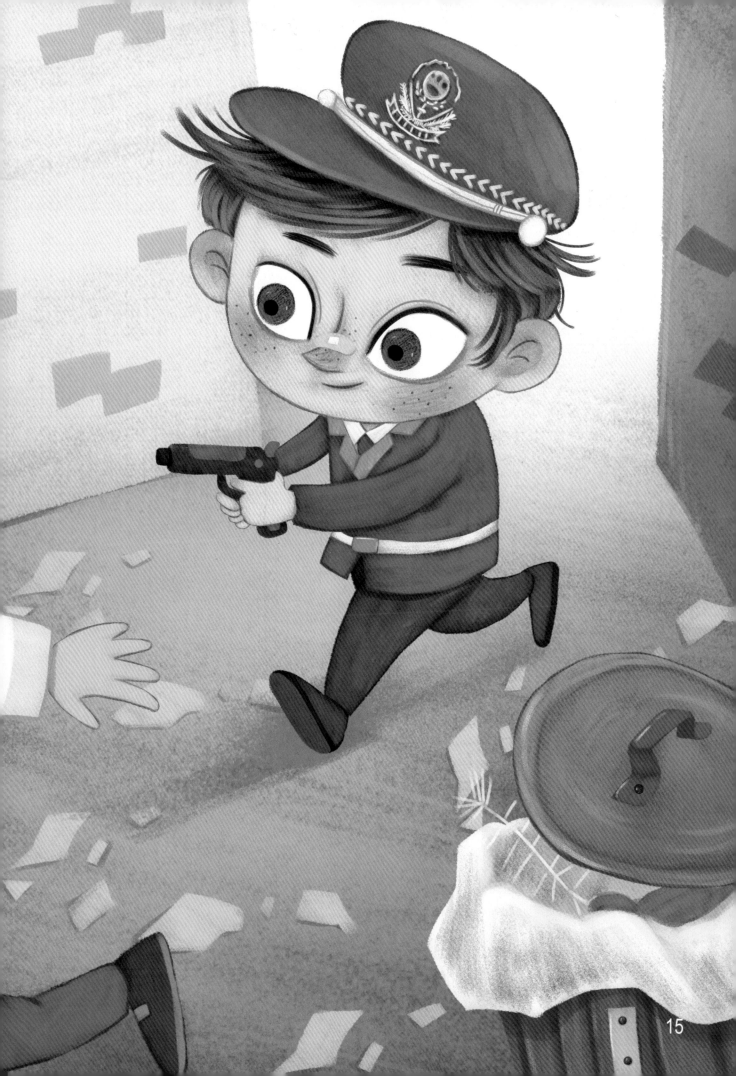

我还想当消防员，灭火救人。

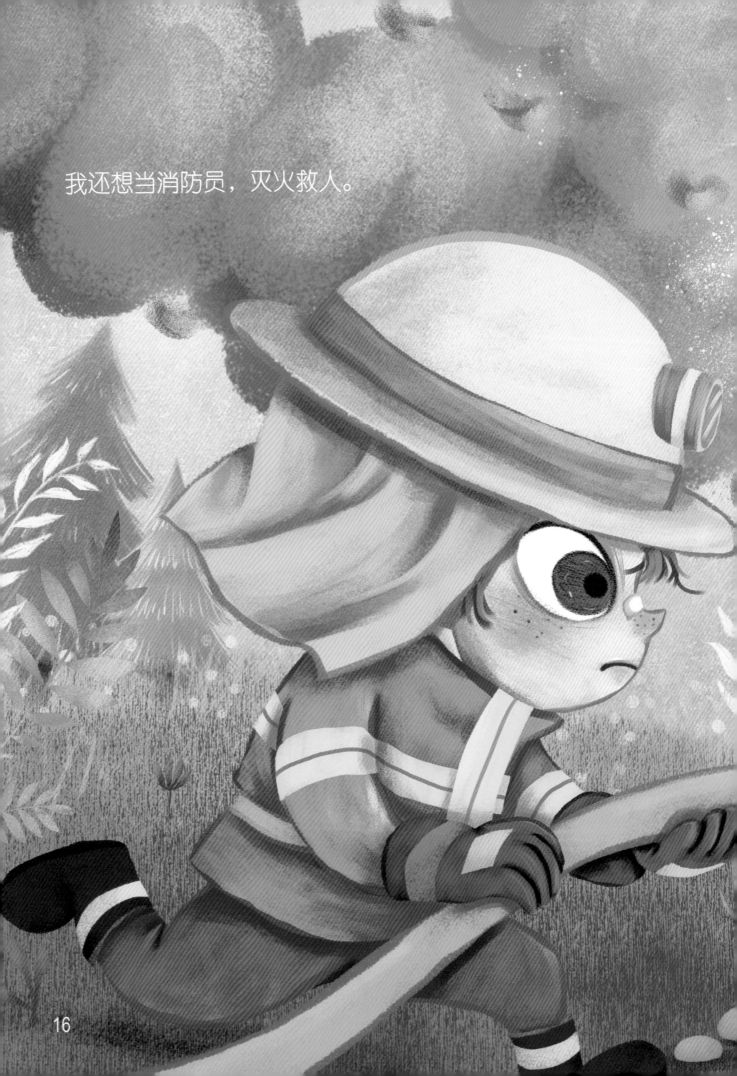

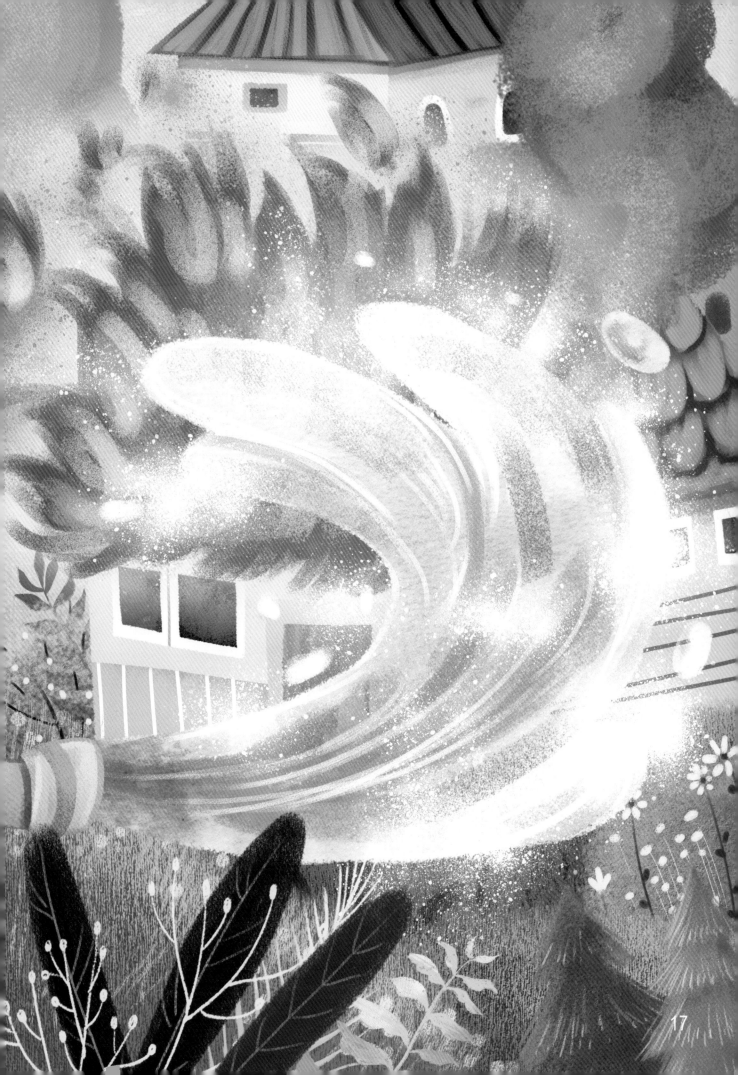

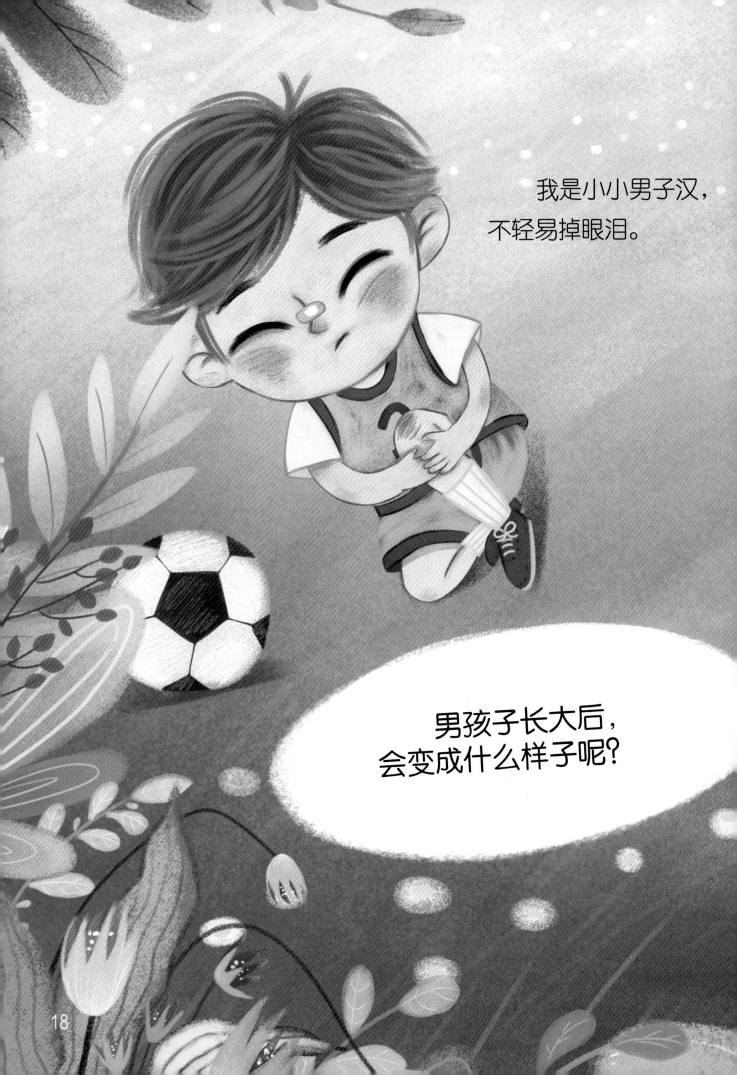

我是小小男子汉，
不轻易掉眼泪。

男孩子长大后，
会变成什么样子呢?

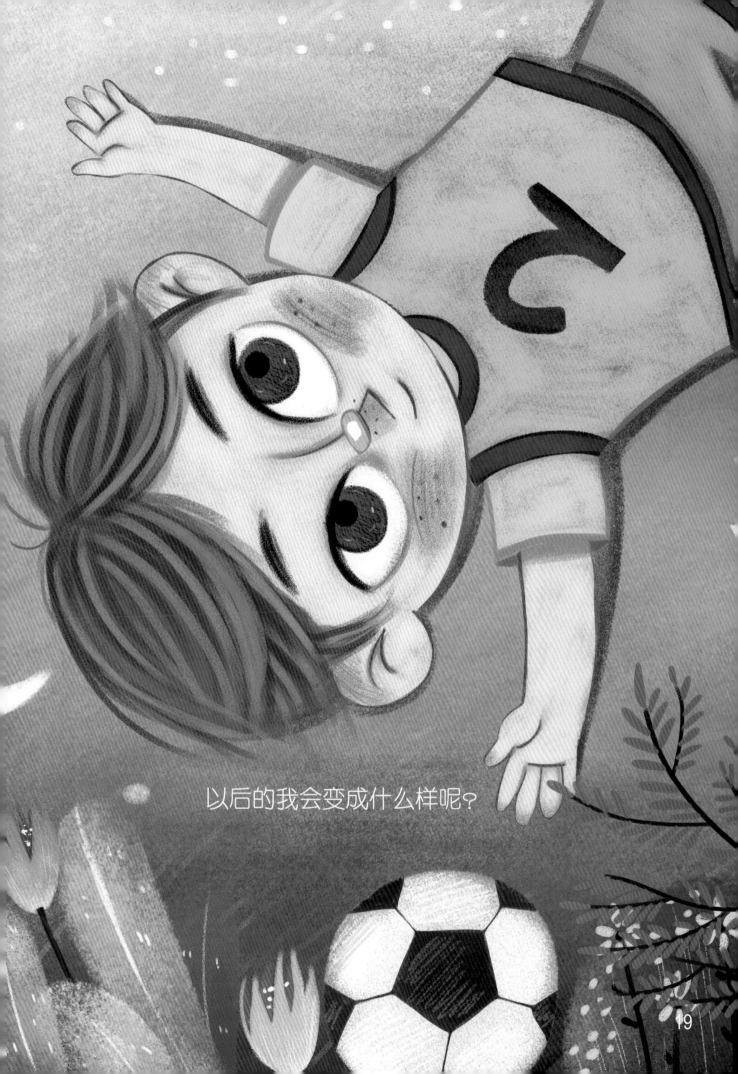

以后的我会变成什么样呢？

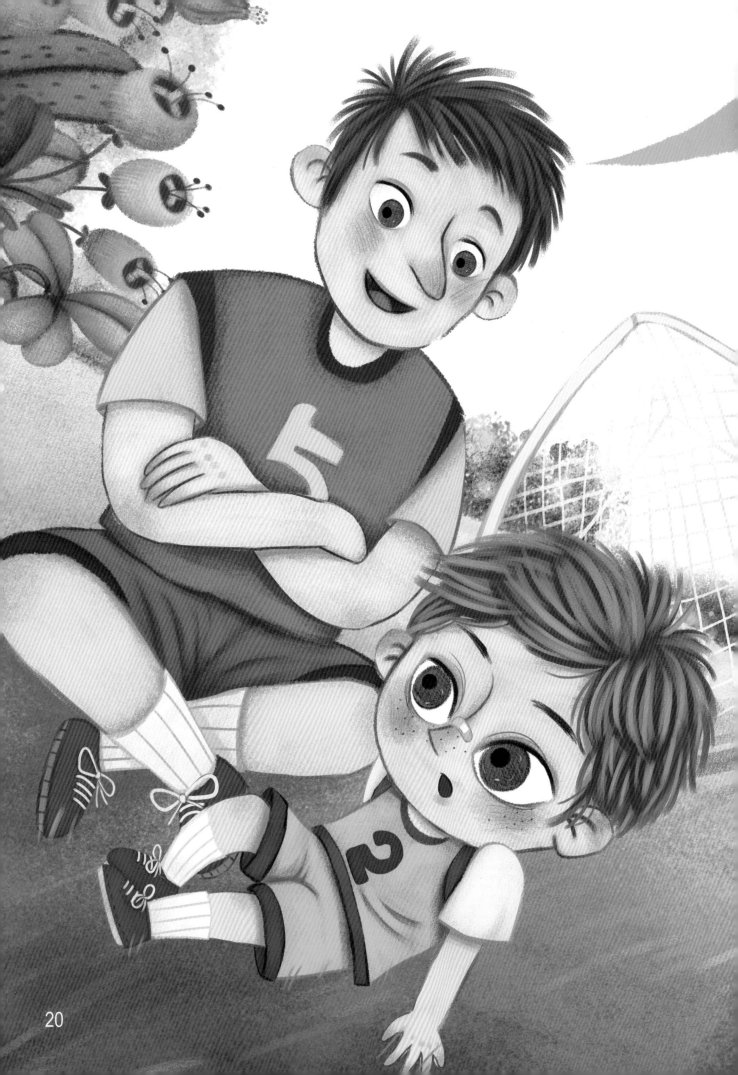

会变成爸爸的样子。

我的个子会长高。

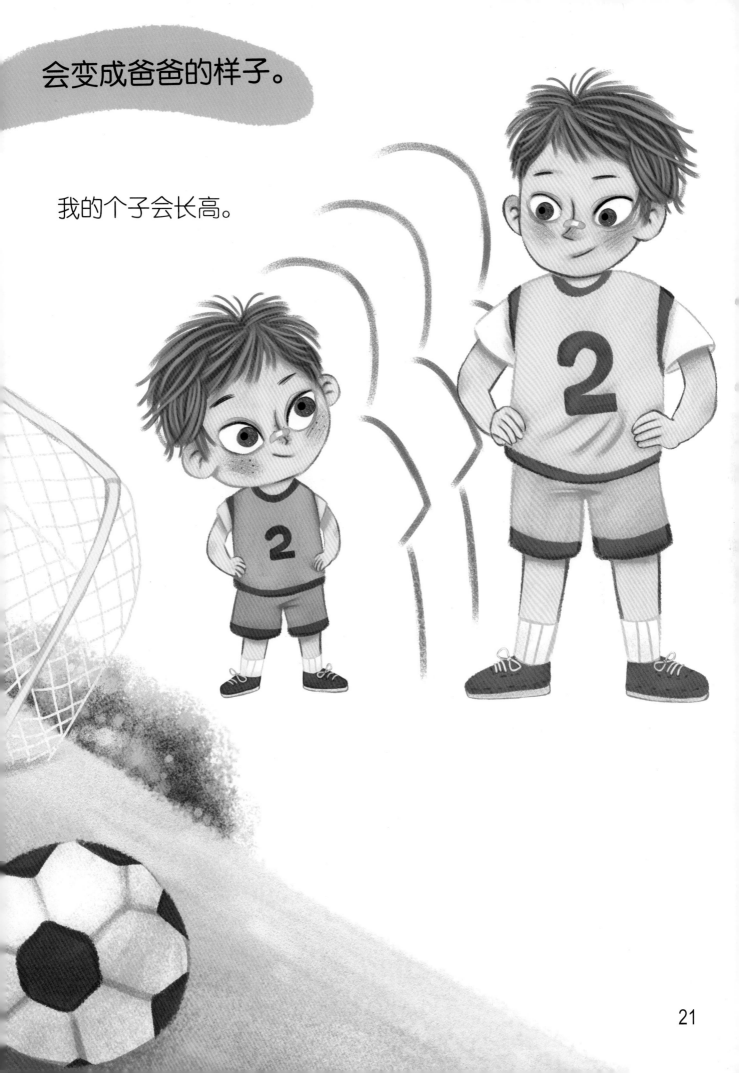

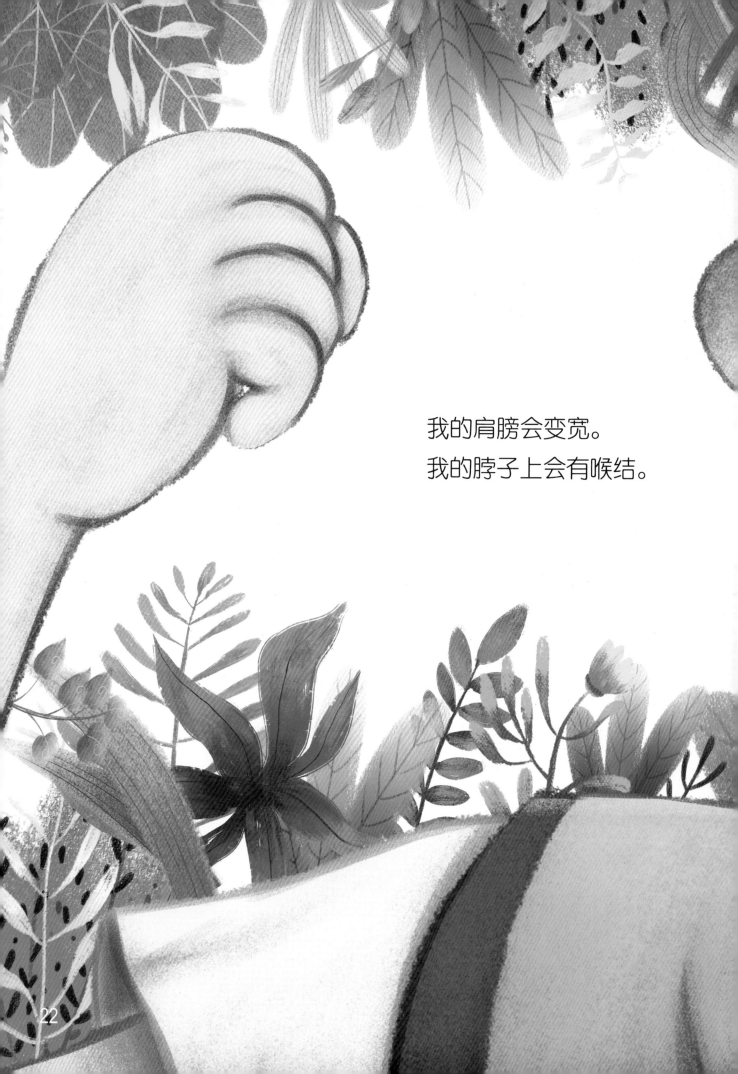

我的肩膀会变宽。
我的脖子上会有喉结。

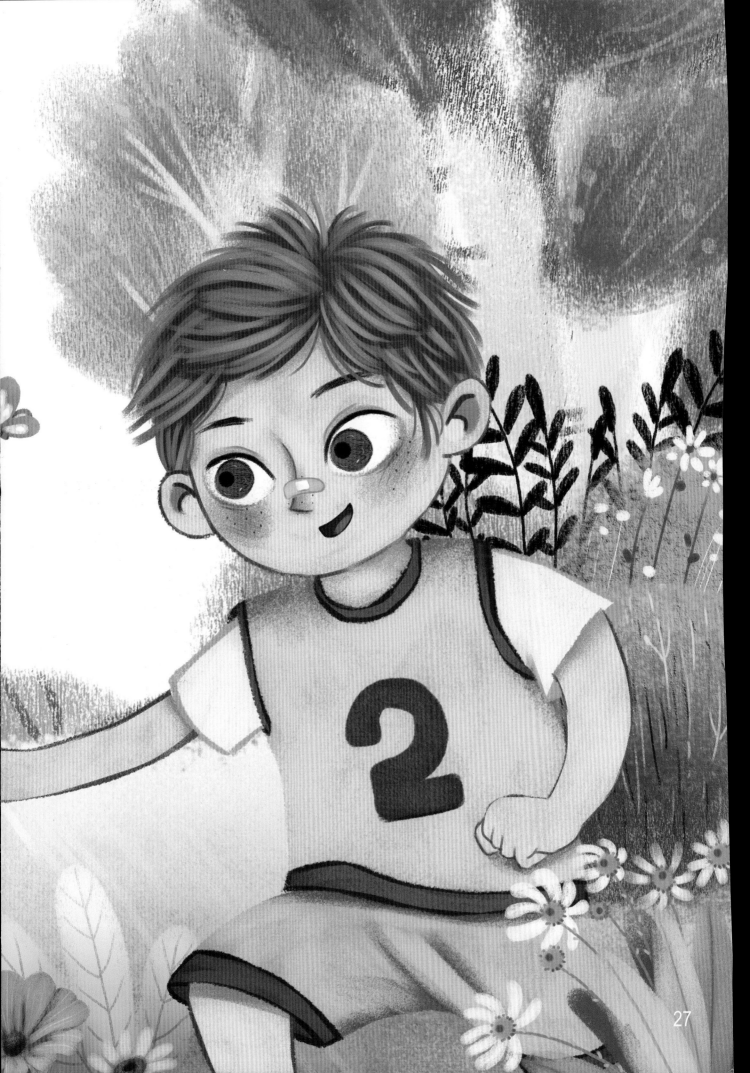

责任编辑　陈　一
责任校对　王君美
责任印制　汪立峰

图书在版编目（ＣＩＰ）数据

　　男孩女孩的秘密．我是男孩子 / 林晓慧编著．-- 杭
州：浙江摄影出版社，2021.1
　　ISBN 978-7-5514-3257-3

　　Ⅰ．①男… Ⅱ．①林… Ⅲ．①性教育－儿童读物
Ⅳ．① R167-49

　　中国版本图书馆 CIP 数据核字（2021）第 004247 号

NANHAI NÜHAI DE MIMI
# 男孩女孩的秘密
WO SHI NANHAIZI
## 我是男孩子

林晓慧　编著

**全国百佳图书出版单位**
**浙江摄影出版社出版发行**
　　　　地址：杭州市体育场路 347 号
　　　　邮编：310006
　　　　电话：0571-85151082
　　　　网址：www.photo.zjcb.com
制版：北京北视国文化传媒有限公司
印刷：天津创先河普业印刷有限公司
开本：889mm×1194mm　1/16
印张：2
2021 年 1 月第 1 版　　2021 年 1 月第 1 次印刷
ISBN　978-7-5514-3257-3
定价：39.80 元